DES

INSTRUMENTS INDISPENSABLES

AU MÉDECIN—ACCOUCHEUR

LETTRE DU Dr PÉNARD (de Rochefort)

A l'un de ses Élèves

(Extrait des Annales de Gynécologie)
Numéro de novembre 1875.

PARIS

H. LAUWEREYNS, LIBRAIRE-ÉDITEUR

2, rue Casimir-Delavigne. 2

1875

DES

INSTRUMENTS INDISPENSABLES

AU MÉDECIN—ACCOUCHEUR

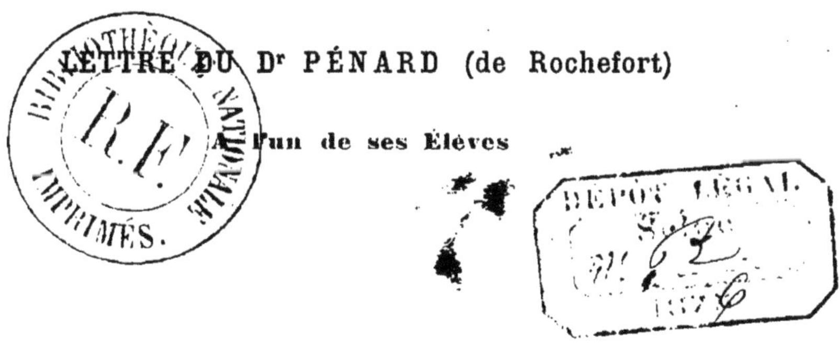

LETTRE DU Dr PÉNARD (de Rochefort)

A l'un de ses Élèves

(Extrait des Annales de Gynécologie)
Numéro de novembre 1875.

PARIS

H. LAUWEREYNS, LIBRAIRE-ÉDITEUR
2, rue Casimir-Delavigne. 2

1875.

INSTRUMENTS INDISPENSABLES

AU MÉDECIN-ACCOUCHEUR.

Décidé, dans votre pratique civile, à ne pas négliger les accouchements plus que les autres branches de l'art, vous mo priez, jeune et cher confrère, de vous donner mon avis sur les instruments dont vous devez composer votre arsenal obstétrical. Au milieu de tous ces forceps et céphalotribes divers exposés sous les vitrines de nos grands fabricants, vous éprouvez, dites-vous, de l'embarras à fixer votre choix, et cela ne m'étonne guère. Puis, en dehors de ces instruments de premier ordre, il en est d'autres plus modestes, secondaires, en apparence du moins, dont vous avez besoin, ajoutez-vous, de comprendre toute l'utilité. Eh bien, il me semble n'avoir rien de mieux à faire, pour vous éclairer sur tout cela, que de vous faire l'exposition raisonnée des instruments que j'emporte avec moi, lorsque je suis appelé pour un accouchement, instruments avec lesquels, tout peu nombreux et tout simples qu'ils sont, j'ai pu jusqu'à présent (et je n'ai pas fait moins de 800 accouchements) ne laisser jamais une extraction de fœtus inachevée, même quand il y avait rétrécissement très-notable du bassin, et sauver, au contraire, dans bien des cas difficiles, l'enfant aussi bien que la mère.

Lorsque je me rends au loin pour assister une femme que l'on me dit être en mal d'enfant, voici de quel bagage instrumental je me fais suivre. Dans une petite caisse en bois léger, que j'ai fait faire exprès, j'emporte :

1° La petite trousse dont je me sers d'habitude en ville, et qui contient : une paire de bons ciseaux droits, à pointes mousses ; une sonde pour femme ; un long bistouri droit boutonné ; un long bistouri ordinaire, légèrement convexe ; un tube laryngien ; un trocart à hydrocèle, à manche plat ; deux ou trois aiguilles à suture, courbes, et des fils cirés ;

2° Un stéthoscope tout ordinaire, un peu long ;

6° Un forceps, le forceps français ;

4° Un perce-crâne, celui de Blot ;

5° Un céphalotribe, celui de Blot également ;

6° Une paire de ces grands et forts ciseaux, dits *céphalotomes* ;

7° Un spéculum plein, en buis.

a. *Ciseaux droits, à pointes mousses.* — Outre qu'ils vous seront nécessaires pour couper le cordon ombilical, que l'enfant soit dehors ou près d'y être, puis pour tailler le petit linge dont vous enveloppez le bout abdominal de ce cordon, ces ciseaux pourront vous servir encore à pratiquer sur la mère une opération bien légère et néanmoins d'une très-grande importance, je veux parler des petits débridements de la vulve recommandés par P. Dubois.

Si vous avez affaire à une primipare, soit qu'elle accouche naturellement, soit que vous l'accouchiez par le forceps, au moment ou la tête se présentera à la vulve, tenez-vous prêt à user de vos ciseaux pour débrider cet orifice au niveau du tiers postérieur de chaque grande lèvre, dès que le périnée vous paraîtra menacé de rupture. Au milieu de ses douleurs, devenues alors réellement *conquassantes*, la femme s'apperçoit à peine du mal que lui causent ces petites incisions, auxquelles vous ne donnerez jamais, du reste, plus d'un centimètre d'étendue, et elles peuvent, cependant, lui rendre un tel service, en lui épargnant une déchirure médiane du périnée, au moment du dégagement de la tête, que je serais presque tenté de vous conseiller de les pratiquer *toujours*, chez la primipare, si vous usez du forceps.

La rupture de la fourchette n'est rien ; elle est presque inévitable, et il n'y a pour ainsi dire pas à s'en préoccuper ; elle guérit seule. La déchirure entamant, non-seulement la fourchette, mais encore une portion du plancher périnéal, est un accident plus grave sans doute, mais qu'on corrige encore assez facilement par un ou deux points de suture, aidés du rapprochement des cuisses. Mais il s'en faut qu'il en soit de même, si la rupture a atteint tout le périnée, et si surtout elle s'est étendue jusqu'au rectum, en brisant le sphincter anal. Oh ! alors, c'est un accident des plus graves, qui n'expose pas sans doute la vie de la femme, mais qui l'afflige d'une infirmité des plus dégoûtantes et empoisonne son existence pour toujours peut-être, vu qu'il est excessivement rare que la périnéorrhaphie, dans ce cas extrême, soit suivie de succès. Il vous arrivera d'avoir à donner vos conseils à quelqu'une de ces pauvres affligées, chez lesquelles la vulve et l'anus ne font plus qu'une seule ouverture, au travers de laquelle, trop souvent, finit par s'échapper tôt ou tard la matrice en prolapsus complet. Et, alors, vous comprendrez toute l'importance du conseil que je vous donne ici, — combien les débridements de la vulve vulgarisés par P. Dubois sont utiles, — et combien sont coupables, par conséquent, les accoucheurs qui ne songent pas à les pratiquer à temps, ou qui, lorsque la déchirure complète ou presque complète du périnée s'est produite, qu'ils aient ou non cherché à la prévenir, négligent de recourir de suite aux seuls moyens qui puissent faire espérer l'adhésion primitive des lèvres de la plaie, à savoir plusieurs points de suture bien établis, un bandage tenant les genoux rapprochés, sans interruption, pendant quatre ou cinq jours, et le *decubitus* sur l'un ou l'autre côté durant le même temps.

b. *Sonde de femme.* — Vous aurez bien rarement à faire usage de cet instrument pendant l'accouchement ; il est bon, cependant, que vous en soyez muni. Car, vous ne devez pas oublier qu'il y a danger pour la mère à ce que la tête de l'enfant s'engage dans l'excavation pelvienne, quand la vessie est pleine Dans le cas de version ou d'application du forceps, et du cépha-

lotribe surtout, il est de règle de vider la vessie par le cathété-
risme, si elle ne s'est pas vidée naturellement, avant de commencer l'opération.

c. *Bistouri droit boutonné*. — Il peut se faire que le col, une fois entr'ouvert, résiste à une plus ample dilatation, parce que ses bords sont comme indurés par du tissu cicatriciel. Dans ce cas, il n'y a qu'à pratiquer quelques petites incisions de 1 à 2 centimètres chacune, à droite et à gauche, pour livrer passage au fœtus, ou permettre son extraction par le forceps. Or, c'est à l'aide du bistouri boutonné, conduit sur le doigt indicateur de l'autre main, qu'on fait ce débridement multiple. Vous agiriez de même, le cas échéant ; comme aussi, s'il vous arrivait de voir la tête de l'enfant arrêtée avec persistance au-dessus de l'orifice vulvaire, par une bride circulaire donnant l'idée du constricteur vaginal lui-même, à l'état de contracture. J'ai déjà vu cela deux fois, et, dans les deux cas, une seule petite incision d'un côté avec le bistouri boutonné, glissé par-dessus la bride sans que la femme le sût, a suffi pour permettre à la tête de se dégager immédiatement.

d. *Bistouri ordinaire, légèrement convexe*. — Ayez aussi, dans votre trousse, ce genre de bistouri, pour le cas où vous vous trouveriez en présence d'une agglutination solide des bords de l'orifice utérin, agglutination survenue évidemment après la conception, par suite d'inflammation ulcéreuse accidentelle. En pareille occurrence, vous essaieriez d'abord, — comme je l'ai fait une fois avec succès, en 1865, chez une primipare, — de *défoncer* l'adhérence avec l'extrémité de l'index, au moment d'une forte douleur, — et, si vous ne réussissiez pas de la sorte, vous pratiqueriez *l'hystérotomie vaginale :* vous introduiriez l'index et le médius de la main gauche, de champ, jusqu'à toucher la partie la plus acuminée du segment inférieur de la matrice, et, glissant la lame de votre bistouri (dont vous auriez préalablement garni la pointe d'une boulette de cire) entre ces deux doigts, — à plat et le tranchant tourné vers votre droite,

— vous iriez faire, sur ce segment inférieur, une incision transversale de 3 à 5 centimètres, qui, par le seul fait des contractions utérines, ne tarderait pas à s'agrandir au point de livrer passage au fœtus, tout aussi bien que si la dilatation eût été spontanée dès le début.

c. *Tube laryngien.* — Vous êtes en présence d'une primipare. L'accouchement est long et pénible ; les eaux s'étaient écoulées prématurément, et l'enfant, ce qui est fréquent alors, naît asphyxié. En général, vous le rappellerez promptement à la vie, en excitant vivement sa surface cutanée au moyen de l'air froid, de l'eau très-froide ou très-chaude, des frictions stimulantes sur la région précordiale, et de la *flagellation* surtout. Mais, si ces moyens restaient infructueux, vous n'auriez de ressource que dans l'insufflation d'air oxygéné dans les poumons, au moyen du tube laryngien. C'est une opération souvent bien longue et bien fatigante que celle-ci ! Mais n'hésitez pas, néanmoins, à l'entreprendre ; car, si vous réussissez, vous serez amplement dédommagé de votre peine et de votre perte de temps par une satisfaction à nulle autre pareille. Je n'oublierai jamais ce que j'ai éprouvé de joie, mêlée d'orgueil pour la science médicale, à faire revivre, après vingt longues minutes de fatigue et de sueur, un fœtus que P. Dubois venait d'extraire par le forceps, à sa Clinique, en 1859, et qu'il nous avait livré complètement asphyxié, à un étudiant grec et à moi, comme sujet d'expérience pour la respiration artificielle. Et la satisfaction que vous donnerait un succès de ce genre serait bien plus grande encore dans votre pratique civile ! Figurez-vous l'illumination subite du visage des assistants à la vue de cette véritable résurrection ! Je le répète, le cas échéant, ne craignez pas votre peine ; usez de votre tube laryngien suivant les règles ; faites ce que l'art et la conscience tout à la fois vous ordonnent de faire, et, quoi qu'il arrive, vous ne le regretterez pas.

f. *Trocart.* — Si je vous conseille de vous munir d'un trocart, c'est qu'il peut vous arriver de reconnaître sous le doigt, après dilatation avancée du col et rupture de la poche des eaux, une tête d'hydrocéphale. Votre conduite, dans ce cas, est toute tracée. Vous attendez aussi longtemps que l'état de la femme le permet, pour être bien sûr de l'impuissance des contractions utérines à engager la tête dans l'excavation ; mais sitôt que cette insuffisance vous est démontrée, vous donnez un coup de trocart dans l'espace membraneux du crâne, le plus facile à atteindre; l'eau évacuée, vous essayez d'une application de forceps, et, si par hasard elle échoue, vous vous décidez pour la crâniotomie et l'emploi du céphalotribe.

Et si je vous dis de faire votre première ponction *par le trocart*, et *avec précaution*, c'est qu'on a vu des cas où l'hydropisie du cerveau n'étant pas considérable, il a suffi d'évacuer une certaine quantité de la sérosité épanchée, pour faire naître l'enfant, et même lui conserver l'existence.

L'ascite, chez le fœtus encore dans la matrice, est très-rare. Les auteurs en citent pourtant quelques exemples. Si vous veniez à rencontrer un pareil obstacle à l'accouchement, ce serait encore à la ponction avec le trocart que vous devriez recourir, avant de songer à l'embryotomie.

g. *Aiguilles à suture.* — Voilà des instruments, tout petits et modestes qu'ils sont, qui peuvent rivaliser avec les ciseaux au point de vue de l'utilité. Car, les dégâts qu'avec ceux-ci vous auriez assurément prévenus, si vous fussiez arrivé à temps, vous les réparerez avec ceux-là. Vous arrivez, trouvant la femme déjà accouchée, seule ou assistée d'une matrone maladroite, et portant une déchirure un peu considérable du périnée, ou bien cette déchirure se fait devant vous, parce que vous n'avez pas le temps de la prévenir par les débridements postéro-latéraux dont je vous ai parlé ; — *n'abandonnez jamais votre accouchée, sans chercher à remédier à l'accident.* Hâtez-vous au contraire : armez vos aiguilles de fil ciré, et, pendant que la femme est anéantie par les horribles douleurs qu'elle vient d'avoir, pratiquer un, deux, trois points de suture même, suivant l'étendue de la lésion. Si cette suture est bien faite, et si, après cela, vous avez le soin de maintenir les genoux rapprochés par un bandage solide, et de prescrire le *decubitus* latéral, pendant quatre ou cinq jours au moins, pour que les lochies et l'urine passent sur la plaie le moins possible, vous obtiendrez presque à coup sûr l'adhésion primitive des lèvres de cette plaie, et, le cinquième jour, quand vous enlèverez les anses du fil, vous retrouverez à peine trace de la rupture.

Je vous ai dit à quel malheur était vouée la femme portant une division complète ou presque complète du périnée. Quand cette division viendra de se faire, ne négligez donc jamais d'essayer de la corriger.

Pour moi, à l'exemple de mon savant et habile maître, le professeur Pajot, je n'oublie jamais, aussitôt l'accouchement terminé, de visiter le périnée d'une primipare, si j'ai lieu de le supposer déchiré tant peu que ce soit. A une rupture d'un centimètre au delà de la fourchette, je n'oppose rien ; je laisse à la nature le soin de la cicatrisation. Mais, dès que la déchirure a seulement 2 centimètres, et à plus forte raison quand elle s'étend presque jusqu'à l'anus, je me garde bien d'en confier la réparation à la nature, dussé-je l'aider de l'*enfergement* des genoux et du *décubitus* latéral pour plusieurs jours. Je pratique de suite deux ou trois points de suture, et, y joignant les précautions ci-dessus indiquées, je réussis toujours à obtenir une adhésion complète et solide des bords de la plaie. Ce qu'il y a de certain, c'est que d'entre les nombreuses femmes que j'ai assistées dans leur premier accouchement, même au moyen du forceps, aucune ne peut mettre à ma charge une infirmité de ce côté-là ; et, cet heureux résultat, je le dois à l'attention que j'ai de débrider la vulve, au moment du dégagement de la tête, dès que le bord antérieur du périnée me paraît menacé, et, quand la déchirure s'est produite, au soin que j'apporte à la réunion immédiate de ses lèvres par une suture à *points passés* bien faite.

h. *Stéthoscope.* — L'auscultation, si utile pour établir le diagnostic dans le cas de grossesse douteuse, ne l'est pas moins pour faire constater pendant le travail de la parturition, si l'enfant vit toujours, et même, dans ce cas, s'il est souffrant ou non.

Sans doute, avec l'oreille nue, si vous l'avez suffisamment exercée, si elle sait bien ce qu'elle cherche, vous pourrez, dans bien des circonstances, percevoir assez nettement les bruits du cœur fœtal. Mais, à l'aide du stéthoscope, vous les percevrez bien mieux encore, surtout vous préciserez bien plus exactement le siége du summum d'intensité de ces bruits. L'oreille ne saurait s'appliquer, du reste, aisément, sur les régions inférieures, soit médianes, soit latérales, d'un abdomen distendu par un fœtus à terme, tandis qu'avec le stéthoscope vous aurez toute facilité d'explorer ces dernières régions aussi bien que les autres, sans même que la pudeur de la femme en soit offensée.

Après avoir reconnu une présentation de la tête (vertex ou face), si vous voyez le travail se faire régulièrement et vite, et si la poche des eaux est encore intacte, il n'y aura pas grande nécessité à ce que vous auscultiez; si ce n'est pour acquérir la certitude que vous êtes bien en présence d'un fœtus vivant.

Mais si l'accouchement marche mal, si vous apprenez que les douleurs sont fortes et soutenues depuis plusieurs heures déjà, que la poche amniotique est rompue, qu'une notable quantité des eaux s'est écoulée, et si, au toucher, vous reconnaissez que, bien que la dilatation du col soit complète ou à peu près, la tête tarde à s'engager dans l'excavation ou ne la parcourt qu'avec une lenteur désespérante, armez-vous bien vite de votre stéthoscope et auscultez. Car, l'enfant, n'étant plus suffisamment protégé par ce qui reste des eaux, peut fort bien ne pas supporter impunément la compression directe qu'exerce sur lui la matrice au moment des douleurs, et être menacé de mort par interruption de la circulation dans le cordon. Vous en rapporter à la manière dont la mère se comporte, à l'absence de tout accident de son côté, pour vous laisser aller avec confiance à l'expectation, serait une faute. La mère peut être dans l'état le plus satisfaisant, et l'enfant n'en pas moins courir le plus grand risque. Or, il n'y a alors que l'auscultation qui puisse éclairer sur le danger qu'il court. Auscultez donc de temps en temps, dans l'intervalle des douleurs. Si vous n'auscultez pas, vous ne saurez rien du péril où se trouve l'enfant ; vous vous livrerez à une quiétude complète, parce que la mère ne vous paraît nullement épuisée, vous laisserez faire, et, quand l'enfant naîtra, vous aurez une cruelle déception, en ne trouvant en lui qu'un petit cadavre. Si vous prenez soin d'ausculter, au contraire, de temps en temps, vous suivrez l'état du fœtus presque comme si vous l'aviez sous les yeux. Son cœur vous donnant à l'oreille de 130 à 140 pulsations, fortes et régulières, vous patienterez et livrerez le travail à la nature. Tandis que si les battements perçus sont tombés à 90, à 100, à 110 même à la minute, et ont en même temps perdu de leur force et de leur régularité, vous cesserez de vous livrer à une coupable expectation, et, lors même que la tête, ayant franchi le col, pèserait déjà fortement sur le périnée et commencerait à entr'ouvrir la vulve, si vous aviez affaire à une primipare, vous n'attendriez pas davantage, vous déclareriez nettement aux assistants, à la femme elle-même, qu'il vous faut absolument intervenir si l'on veut voir naître l'enfant encore vivant, et vous vous hâteriez d'appliquer le forceps, seul moyen alors d'arriver à cet heureux résultat.

. Dans le cas de présentation du siége, vous n'aurez pas à vous préoccuper antant de l'auscultation, qui n'a plus alors les mêmes services à vous rendre. Vous abandonnez le travail à la nature, et quand la région ombilicale de l'enfant est arrivée à la vulve, vous avez sous les doigts l'anse du cordon que vous avez attirée, dont les pulsations vous éclairent suffisamment sur ce que vous avez à faire, si vous devez ou non intervenir sans perdre de temps.

Et il en serait de même dans le cas de procidence du cordon, avec n'importe quelle présentation. L'exploration directe des artères ombilicales que vous pouvez tâter du doigt, remplacerait avantageusement la recherche des battements du cœur par le stéthoscope.

Si c'est l'épaule qui se présente, vous ne retirerez de l'auscultation qu'un service, celui de vous faire connaître si le fœtus vit ou non. Il vous ferait savoir qu'il souffre, que vous n'en interviendriez pas plus tôt. C'est à la version podalique qu'il vous faut alors recourir, et cette opération ne saurait être entreprise avant que le col soit suffisamment dilaté. De savoir l'enfant en danger d'asphyxie, ne vous ferait pas aller plus vite.

Dans le cas d'éclampsie, l'auscultation ne vous fournira pas non plus l'indication de hâter la délivrance : c'est le danger couru par la mère qui vous portera à en finir le plus tôt possible.

Au contraire, dans le cas de *placenta prævia*, vous puiserez dans l'auscultation une indication précieuse. Si le stéthoscope, en effet, vous donnait la certitude que l'enfant a cessé de vivre, par une cause quelconque, appréciable ou non, vous sauriez que le décollement du placenta peut s'achever sans hémorrhagie inquiétante (la circulation utéro-placentaire dans ce cas étant devenue presque nulle), et, dès lors, vous n'auriez qu'à livrer l'accouchement à lui-même, à moins d'une mauvaise présentation. Si, au lieu de cela, par l'auscultation vous reconnaissiez que le fœtus est bien vivant, — dès que la dilatation du col le permettrait, vous entreprendriez la version podalique qui, dans cette occurrence, — même avec une présentation de la tête, — est l'opération qui ménage le plus le sang de la mère et de l'enfant tout à la fois.

Enfin, en présence d'un retrécissement du bassin vous auriez encore un certain bénéfice à retirer de l'auscultation. Car, si votre stéthoscope vous donnait la certitude que l'enfant a cessé de vivre, vous n'auriez à vous préoccuper que de la mère. Le sachant mort, vous auriez recours de suite, même quand le diamètre rétréci aurait 9 c., au procédé opératoire le plus expéditif et le moins dangereux pour la mère ; vous pratiqueriez la perforation du crâne, la feriez suivre de l'application du forceps, et, si le forceps ne suffisait pas, de l'application du céphalotribe. Tandis que si votre oreille vous faisait reconnaître l'enfant plein de vie, vous essaieriez de le ménager ; et, le diamètre rétréci du bassin ne mesurât-il que 8 centimètres, vous feriez plusieurs tentatives avec le forceps, *en laissant à la femme, après chacune, au moins deux ou trois heures de repos* (Pajot), et vous ne vous décideriez à pratiquer la céphalotripsie que lorsque vous la jugeriez indispensable.

Vous voyez, je pense à présent, toute l'étendue des services que peut vous rendre votre stéthoscope dans la pratique des accouchements ; emportez-le donc toujours avec vous et familiarisez-vous avec son usage. Car, quand vous saurez vous en servir, il vous fera sauver beaucoup plus d'enfants que n'en sauvent les accoucheurs qui ne s'en servent pas. Oui, sachez bien que les accoucheurs qui perdent le moins d'enfants sont ceux qui, ne se permettant pas de quitter la femme, dès qu'ils la reconnaissent en plein travail avec une dilatation du col un peu avancée, surveillent attentivement la marche de l'accouchement, *ont grand soin surtout d'ausculter de temps en temps*, pour savoir si l'enfant souffre ou non et n'hésitent pas à intervenir dès qu'ils s'aperçoivent que les battements de son cœur se troublent sensiblement.

i. *Forceps.* — Il y a un grand nombre de forceps différents, mais tous ne sont pas également bons.

Les meilleurs, les plus répandus, sont ceux de Stoltz, de Nægele, de Simpson, et surtout celui de Levret, modifié par Baudelocque.

Les trois premiers ne diffèrent du dernier que par leurs manches qui sont droits, garnis de bois par dehors, présentent des saillies en haut et en bas, pour servir de prise solide aux mains pendant les tractions, mais ne se terminent pas par des crochets mousses, comme le forceps français ordinaire.

Si j'ai adopté celui-ci, c'est qu'il est d'une structure plus simple, que ses branches sont mieux balancées au niveau des entablures, et réunies par un genre d'articulation (encochure et pivot mobile), plus facile et plus solide tout à la fois, — que ses cuillers sont doublement incurvées juste au degré voulu, — que les manches se terminent par des crochets qui peuvent rendre service dans certains cas, — et, enfin, parce qu'il est, à peu de chose près, le forceps de Levret, à qui revient réellement l'honneur d'avoir inventé cet instrument si utile (en 1747), et dont je regarde comme un devoir de perpétuer la mémoire.

L'instrument de Chamberlen (1688) n'était qu'une pince droite; et le forceps de Smellie, à double courbure comme celui de Levret, ne parut que deux ans après ce dernier (en 1749).

Quant au forceps de Campbell, avec ses manches creusés de coulisses dans lesquelles ses branches peuvent glisser, pour s'allonger ou se raccourcir au besoin ;

Au forceps de Guyon, à crémaillère, comme l'était celui d'A. Petit, pour limiter la compression exercée par ses cuillers;

Au forceps de Trélat, à cuillers très-minces, très-flexibles, pour s'adapter mieux aux formes de la tête, sans presser aussi rudement le cuir chevelu ;

Au forceps à courbure périnéale de Johnson, de Young, de Muller, de Moralès, etc. :

Au forceps de Baumers, de Lyon, avec sa courbure sur le plat des branches, immédiatement au-dessus des entablures, pour pouvoir être appliqué, une cuiller vers le sacrum, l'autre derrière les pubis, et saisir la tête, encore au détroit supérieur, par son diamètre bipariétal, plutôt que par son diamètre fronto-occipital ;

Au léniceps de Mattéi, enfin, qui, selon l'auteur, aurait le double avantage de pouvoir être appliqué sans déranger la femme, et de devenir, s'il le fallait, un instrument compresseur, réducteur du volume de la tête ;

Ce sont des instruments tous très-ingénieux, mais dont vous pouvez très-bien vous passer ; ils ne vous seraient même d'aucune utilité.

Et je ne vous ferai pas plus l'éloge des forceps *non croisés* de Thenance, de Valette, de Tarsitani, de Carof, etc., inventés dans le but de dispenser, d'abord, du décroisement des branches, quand la droite a été mise en place avant la gauche, puis, de permettre de placer les cuillers d'une façon *asymétrique*, — mais qui, malgré ces précieuses qualités, ne se sont pas répandus et n'ont guère servi qu'à leurs auteurs.

Le Dr Hamon, de la Rochelle, espère, pour son Rétroceps, un meilleur avenir. Comme assemblage de deux leviers ingénieusement articulés, c'est possible. Mais, comme instrument pouvant être substitué au forceps ordinaire, non; et voilà pourquoi: c'est que, d'abord, ce n'est pas un forceps, du moment que les branches vont se poser sur la demi-circonférence de la tête qui regarde le sacrum, et y sont laissées *asymétriques*. Un forceps est un instrument qui saisit et entraîne; le rétroceps, lui, ne peut qu'entraîner, par suite de l'adaptation intime de ses courbures sur celles de la tête; il ne saisit pas. C'est, enfin, un levier de Baudelocque double, très-artistement disposé, comme tel, mais qui ne pourra jamais suffire à dégager la tête dans un cas difficile.

Quand cette tête, arrivée dans l'excavation, y sera retenue seulement par un peu d'étroitesse du canal pelvien, relative ou absolue, ou par l'insuffisance des contractions utérines, le rétroceps du Dr Hamon pourra être utile; comme ses cuillers, faciles à introduire, du reste, s'adaptent parfaitement sur les côtés du front ou de la face, avec lui on entraînera sûrement la tête jusqu'à son dégagement complet à la vulve. Si, dans des cas de ce genre, le levier de Baudelocque a déjà rendu des services, à plus forte raison le rétroceps en rendra-t-il, avec ses cuillers à surface plus que doublée et à courbure sur le plat bien plus accentuée.

Mais, quand la tête sera retenue au détroit supérieur, soit par un excès de son propre volume, soit par une angustie pelvienne tant soit peu marquée, soit par toute autre cause, je doute fort qu'avec le rétroceps on arrive jamais à la faire descendre dans l'excavation, ou, si l'on y arrive, c'est que la nature se serait suffi à elle-même, si l'on avait su attendre un peu, attendre que la dilatation du col fût complète et que les contractions utérines eussent repris leur force.

Donc, quand il y aura obstacle sérieux, ce n'est pas à un instrument de ce genre que je vous conseillerai de recourir, mais bien au forceps ordinaire, qui saisit d'abord solidement et entraîne ensuite, sans que l'opérateur ait à craindre de le voir làcher prise, de voir les cuillers *déraper,* comme celles du rétroceps le font assez souvent, de l'aveu même de l'auteur. Et, lors même que la tête, déjà rendue au détroit inférieur, y serait arrêtée par une cause quelconque, ce serait encore au forceps ordinaire que je vous conseillerais d'avoir recours de préférence, parce qu'il n'est pas plus difficile à mettre en place que le rétroceps, qu'il n'est pas du tout un compresseur *meurtrier* quand on sait le manier avec tant soit peu de dextérité, qu'il permet d'amener l'occiput plus sûrement sous l'arcade pubienne, et qu'enfin, ce qui n'est pas du tout un inconvénient, comme le prétend le Dr Hamon, mais bien un avantage, il force à mettre la femme *en position* sur le bord de son lit, et à surveiller attentivement le périnée.

Pour ce qui est des forceps à mécanismes particuliers, soit *vis de rappel,* soit *treuil,* soit *mouffles,* pouvant en faire des tracteurs puissants, continus et même progressifs, vous les jugerez assurément de vous-même aussi sévèrement que moi, si vous n'avez pas oublié les sages préceptes de nos grands maîtres, qui recommandent expressément, une fois le forceps mis en place : 1º de ne tirer d'une façon continue, qu'autant qu'il y a un accident menaçant la mère ou l'enfant; 2º de faire suivre exactement aux cuillers de l'instrument, dès les premières tractions, la direction continue des axes du bassin; 3º enfin, de ne tirer jamais que des bras seulement, ayant bien soin de se garder de prendre un point d'appui sur le lit avec un pied, comme pour se pendre en quelque sorte à l'instrument.

En conséquence, du moment que vous verrez la force de vos bras ne pas suffire à entraîner la tête du fœtus, vous soupçonnerez un obstacle que le forceps seul ne peut vaincre ; vous reviendrez, néanmoins, à cet instrument à une ou deux reprises, en laissant à la femme, après chacune, au moins deux ou trois heures de repos ; et, quand vous aurez acquis la certitude de ne pouvoir réussir ainsi, c'est à la céphalotripsie que vous recourrez plutôt qu'à l'application d'une force de traction aveugle qui doit exposer gravement la mère, et ne sauver que bien rarement l'enfant.

Telle était la règle de conduite de P. Dubois, et telle est encore celle de son digne élève le professeur Pajot. Restez fidèle à ces derniers errements, et gardez-vous des appareils à tractions continues et progressives qui, d'après une statistique de 1872, du reste, sur 30 accouchements faits avec les machines de Chassagny ou de Joulin, n'ont pas fait périr moins de 10 femmes et de 20 enfants, et sur 7 accouchements faits avec des mouffles adaptés au forceps (procédé Tarnier), n'ont permis de sauver que 5 femmes et 2 enfants, résultat peu avantageux ! Dans ces 37 cas, puisqu'on réussissait à faire passer la tête *entière* à travers le canal pelvien, le rétrécissement n'était évidemment que très-modéré ; or, il me semble qu'en y mettant un peu plus de patience, avec le forceps seul, mù par la seule force de leurs bras, et appliqué à diverses reprises, après des temps de repos de deux ou trois heures, ces opérateurs auraient peut-être perdu autant d'enfants, mais assurément beaucoup moins de femmes. Et, enfin, j'admets qu'après une troisième tentative par le forceps seul, ils eussent jugé nécessaire de terminer l'accouchement, ce n'était pas à une force aveugle qu'ils devaient recourir pour cela, mais bien au céphalotribe, qui sacrifie l'enfant, cruelle extrémité ! mais qui, dans le cas de faible rétrécissement du bassin, sauverait presque toujours la mère, s'il était habilement pratiqué.

Croyez-moi, bornez-vous à faire l'acquisition du forceps de Levret modifié, du forceps *classique*, en un mot ; car, tout simple qu'il est en apparence, il vous suffira dans tous les cas où la tête du fœtus ayant de la peine à franchir la filière pelvienne, il vous faudra aller la saisir et l'amener de force. C'est mal à moi de me vanter ; mais j'y suis obligé, dans la circonstance, pour vous montrer que ce n'est pas seulement le théoricien, engoué du forceps français, qui vous parle ; j'ai jusqu'ici employé cet instrument 92 fois (dont 13 pour angustie prononcée du détroit supérieur (entre 8 et 9 cent.), et 3 pour rapprochement anormal des ischions), et, non-seulement j'ai pu, avec la seule force de mes bras, arriver toujours à l'achèvement de l'accouchement, mais encore y arriver avec ce résultat extraordinaire, que pas une seule fois la femme n'a été mise en danger, et que 90 fois l'enfant a vécu. Assurément, usant d'une force aveugle adaptée à mon forceps, je n'eusse pas eu pareil succès.

Charrière père, en 1855, me disait, en me livrant le forceps *brisé* de Pajot, qui n'est que le forceps de Baudelocque, rendu plus portatif sans en être moins solide : « Voilà un instrument qui est aujourd'hui à son summum de perfection ; il n'a plus aucune modification à subir, ni dans la profondeur de ses cuillers, ni dans leur largeur, ni dans leur courbure latérale ; le mode d'articulation des branches, de plus, est parfait. Tel il est, tel il restera. C'est le roi des instruments. » Baudelocque l'avait déjà dit : « Le forceps pourrait passer pour le plus utile de tous les instruments de chirurgie, nul autre n'ayant comme lui le double avantage de conserver la vie à plusieurs individus à la fois, sans nuire à aucun d'eux. » Et Tarnier lui-même, malgré sa glissade malheureuse vers l'emploi des mouffles, le répète (V. art. *Forceps* du Dict. de méd. et de chir. pratiques) : « Dans l'immense majorité des cas, dit-il, le forceps *ordinaire* suffit si bien qu'on peut considérer la multiplicité des forceps comme un luxe inutile d'instrumentation. »

Ce qu'il y a de certain, c'est que c'était l'unique forceps des Baudelocque, des Capuron, des Desormeaux, des A. Dubois, des Boivin, des Lachapelle, des Dugès, des Danyau, des Paul Dubois, et que c'est encore l'unique forceps dont se servent nos maîtres accoucheurs actuels, presque sans exception ; que pourrait-on ajouter de plus pour le recommander ? Et comment comprendre, après cela, qu'on ait pu songer à le remplacer par des machines comme celles désignées plus haut ?

j. *Perce-crâne.* — J'ai adopté le perce-crâne de Blot, parce que c'est celui qui se manœuvre le mieux d'une seule main.

Les tréphines de Hubert, de Leisnig et de F. Guyon sont de bons instruments, mais seulement pour agir sur la tête du fœtus restée seule dans la matrice, après décollation, et se présentant dès lors par sa base.

k. *Céphalotribe.* — Il y a presque autant de céphalotribes différents que de forceps ; je puis donc encore vous être utile, en vous aidant dans votre choix.

Le céphalotribe de Baudelocque, à manivelle, n'est plus guère employé, ses cuillers, trop courtes et pas assez recourbées, broyaient bien, mais saisissaient mal, lâchaient prise facilement.

Le céphalotribe de Cazeaux, modification du précédent, à mors plus étroits, mais plus longs et plus recourbés vers leur extrémité, — muni, en outre, d'un genre d'articulation permettant à ces mors de s'écarter par leur base et de se rapprocher d'autant par leurs becs, — qui, dès lors, retiennent mieux la partie broyée, — est, au total, un bon instrument, malgré sa manivelle qui est gênante quand la femme ne peut écarter suffisamment les cuisses.

Le céphalotribe de Chailly a, dans sa courroie de cuir qui s'enroule sur l'un des manches, un mauvais mécanisme pour le rapprochement de ses branches.

Il en est de même du céphlotribe de Depaul. Sa chaîne à la Vaucanson, mise en mouvement à l'extrémité du manche de la branche gauche au moyen d'une clef à pignon, et arrêtée, à chaque cran, par un cliquet qui l'empêche de se dérouler, est d'une structure délicate et susceptible d'une prompte détérioration ; la moindre usure des dents du pignon fait qu'il ne marche plus.

La céphalotribe de Blot (dont j'aurais été en droit de revendiquer l'idée) est préférable ; il est plus simple, plus solide et plus facile à manœuvrer.

La céphalotribe de Trélat, à branches plus élastiques, à cuillers un peu plus larges, pouvant saisir plus solidement la tête une fois broyée, sans pourtant que les mors aient des crochets, comme dans les céphalotribes précédents, est aussi un bon instrument ; Tarnier en fait l'éloge.

Le céphalotribe de Bailly, à cuillers fenêtrées, bien que toujours étroites et fortement rugueuses en dedans, doit encore mieux que celui de Trélat retenir la tête une fois broyée. A cause de cela, — si je n'avais déjà celui de Blot, — c'est celui que je choisirais.

Enfin, il y a encore le céphalotribe d'un Italien, de Locarelli, qui doit être très-bon également. Son mécanisme de pression est une vis à poignée, comme la poignée d'une clef de piano. La vis passe librement dans une grande ouverture de l'extrémité du manche de la branche *droite*, et entre dans 'un écrou brisé, à charnière, que porte l'extrémité du manche de la branche *gauche*. C'est le mécanisme le plus simple, celui qui permet le mieux le rapprochement et la séparation rapide des deux branches ; et puis, la branche gauche est plus courbée en dedans, immédiatement au-dessus de l'entablure, pour aller s'appliquer au besoin sur la bosse pariétale qui regarde le promontoire, et la branche droite moins courbée, au même niveau, pour aller s'appliquer au besoin sur l'autre bosse pariétale, celle qui correspond aux pubis.

Si vous faites l'acquisition du céphalotribe de Blot, vous aurez en lui un bon instrument, je le répète ; toutefois, vous auriez encore mieux, si, au céphalotribe de Bailly, vous faisiez adapter le mécanisme de pression si ingénieux du céphalotribe de Locarelli.

Voilà pour les vrais céphalotribes.

Mais, il y a encore d'autres instruments plus compliqués, par exemple :

Le céphalotribe complexe *à lance*, de Valette, de Lyon (lance qui va perforer le crâne une fois saisi, en glissant sur l'articulation même des branches, de bas en haut) ;

Le céphalotribe *à terebellum* des frères Lallini (terebellum qui, lorsque le crâne est saisi, peut aller le perforer, en cheminant de bas en haut dans un trou taraudé que présente l'articulation des deux branches entre elles).

Le forceps-scie de Van Huevel, instrument très-compliqué, très-susceptible de cassure, d'un prix élevé, du reste, ce qui ne le met pas à la portée de tous, — mais dont quelques accoucheurs disent beaucoup de bien, néanmoins, particulièrement. Hyernaux, de Bruxelles, et Verrier, de Paris. Van Huevel et

Hyernaux disent l'avoir appliqué très-souvent, et avec un succès complet, dans des cas de rétrécissement du bassin, à 55 millim. et même 45. D'un autre côté, nous voyons Nægele et Grenser le déclarer nettement d'une construction et d'une manœuvre trop compliquées et douter fort qu'il puisse jamais entrer dans la pratique. Toujours est-il qu'il a été essayé un certain nombre de fois en France, et surtout en Allemagne, et que, malgré l'avantage qu'il aurait, en la sciant en deux parties, de réduire le volume de la tête plus qu'aucun autre instrument, il n'a pas été jugé jusqu'ici favorablement.

Il y a enfin le *transforateur* de E. Hubert. Hubert le préfère au forceps-scie de Van Huevel et même au meilleur des céphalotribes les plus connus. Voici son mécanisme, il est intéressant : Le terebellum ou perforateur est introduit, d'abord, jusqu'à ce que le poinçon qui le termine, après avoir traversé la cavité crânienne, soit fixé sur la gouttière basilaire ou sur le corps du sphénoïde : puis, la cuiller de la branche protectrice est engagée, entre la paroi pelvienne et la tête, comme la cuiller d'un forceps quelconque. La gouttière de la tige qui porte cette cuiller est alors mise en rapport avec la tige ronde du perforateur, et, quand ce rapport est bien solidement établi, on peut faire agir ce dernier ; sa pointe ira se loger dans une petite cavité qu'offre exprès l'extrémité de la cuiller ; comme cela on est sûr de n'attaquer que la base du crâne, une fois disloquée, la tête se réduit par le chevauchement des os les uns sur les autres, et, si l'on tire, elle peut très-bien franchir le canal pelvien retréci. Mais, pour bien faire, il faudrait perforer la base du crâne plusieurs fois, dans des points différents, avant de commencer les tractions. Le nombre des perforations, du reste, serait en rapport avec le degré du rétrécissement pelvien.

Tout ingénieux qu'est cet instrument, passera-t-il mieux dans la pratique que celui de Van Huevel ? C'est douteux.

En résumé, je ne vous conseillerai pas de faire l'acquisition d'aucun de ces instruments complexes, mais bien tout simplement, d'avoir le céphalotribe de Blot, ou mieux encore, le céphalotribe de Bailly, modifié comme je vous l'ai dit. Ce dernier, tout aussi propre que l'autre à broyer la tête, aurait l'avantage, à cause de ses cuillers fenêtrées, de prendre une prise plus solide sur la tête brisée et d'être un meilleur extracteur.

1. *Céphalotome.* — Pour pratiquer la décollation, quand l'embryotomie sera devenue nécessaire, de quel instrument vous servirez-vous ?

Car, il y a, pour cela, les grands ciseaux du P. Dubois, droits ou courbés, — le crochet de Braun, — l'embryotome caché de Jacquemier, et le fil-à-fouet du professeur Pajot ; pour ne parler que des instruments les plus connus.

Lorsque le tronc du fœtus est complètement au dehors et que la tête seule reste enclavée au détroit supérieur, ou arrêtée au-dessus de ce détroit par sa déflexion anticipée, — avec les ciseaux de P. Dubois, on sectionne facilement le cou. J'ai fait cette opération trois fois de cette façon et je n'ai éprouvé aucune difficulté. Mes cinq doigts de la main gauche étant introduits dans le vagin, pour protéger les parties molles de la mère contre les écarts des ciseaux, — *à petits coups* je coupais, avec ceux-ci, très-aisément les vertèbres cervicales comme le reste.

Mais si le fœtus se présentait en travers, l'épaule très-engagée déjà, et qu'il fût impossible d'aller chercher les pieds, je crois que si j'avais à ma disposition le crochet de Braun (V. sa description dans Nægele), je m'en servirais de préférence aux ciseaux ; il ne doit pas être d'une mise en place ni d'une manœuvre difficiles. L'important est de bien protéger avec la main gauche, le pouce par devant, les quatre autres doigts par derrière, les parties molles de la femme, pendant qu'on brise et déchire le cou de l'enfant par des mouvements vigoureux de rotation et de traction tout ensemble.

Et si, par une sorte de sonde à ressort, dans le genre de la sonde de Bellocque, on venait à rendre facile le passage par-dessus le cou du fœtus du fil-à-fouet préconisé par le professeur Pajot, je préférerais encore ce dernier moyen de section, comme plus simple et surtout plus expéditif. Il ne faut pas une demi-minute pour sectionner ainsi le tronc d'un fœtus à terme, serait-ce même au niveau du thorax. Aux mouvements rapides et vigoureux de *va-et-vient* de cette simple ficelle, il n'y a pas chez l'enfant naissant, un seul tissu qui résiste, pas même les cartilages déjà en voie d'ossification. Mais, malheureusement, peu de praticiens sont doués de la dextérité de l'auteur du procédé, et le moyen qu'il propose pour passer la ficelle par-dessus le fœtus et l'amener à la main de l'opérateur, n'est pas pour tous facile à exécuter. La calotte de plomb dont on coiffe le bouton du crochet mousse du forceps et qui doit entraîner le fil, ne vient pas toujours se présenter en haut du vagin par son propre poids ; il faut aller à sa recherche, avec les doigts ou avec une pince, et le temps perdu dans ces tâtonnements est, dans un pareil moment surtout, très-regrettable. N'était cela, le procédé du professeur Pajot, dit du *fil-à-fouet*, ne laisserait rien à désirer et serait celui, par conséquent, que je vous conseillerais de suivre.

Quant à l'embryotome *caché* de Jacquemier, c'est un instrument auquel vous ne devez pas songer. Il est compliqué d'une structure délicate, et certainement d'un prix élevé.

Voilà, cher confrère, de quels instruments vous devrez composer votre caisse d'accoucheur ; douze pièces seulement, au total, mais toutes plus ou moins essentielles. Quand vous saurez vous servir avec habileté du forceps et du céphalotribe, et que vous saurez aussi, bien entendu, vous servir avec non moins de dextérité de vos mains, dans le cas où elles suffisent seules, vous arriverez sans inquiétude auprès d'une femme en mal d'enfant, certain que vous serez de pouvoir parer à toutes les irrégularités qui pourront se présenter.

Et, si vous vouliez ajouter à cela, dans votre caisse :

1° Une grande sonde élastique, armée de mandrin, pour provoquer l'avortement ;

2° La sonde à double courant de Stolz, pour injections intra-utérines ;

3° Le colpeurynter de Braun, pour tamponnement rapide ;

4° Une pince à faux-germe, nouveau modèle ;

5° La curette de Pajot, pour l'extraction du placenta retenu dans l'utérus après avortement ;

6° Un compas de Baudelocque, facile à démonter ;

7° Une longue pince à polype, courbe ;

8° Le dilatateur utérin de Tarnier, pour provoquer l'accouchement ;

9° Un morceau d'éponge préparée, idem ;

10° Un flacon contenant 25 à 30 grammes de chloroforme ;

11° Un autre flacon contenant une égale quantité de perchlorure de fer liquide ;

.12° Enfin, dans un troisième flacon à large tubulure, quelques grammes de seigle ergoté en grains ;

Vous vous trouveriez muni, — ce qui importe quand vous allez au loin, — de tout ce qui est nécessaire : pour arrêter une métrorraghie ; hâter l'achèvement d'une fausse-couche ; — provoquer même cet accident (avortement médical) ; — apprécier le degré d'un retrécissement du bassin ; — mettre un accouchement en train, avant terme (accouchement prématuré artificiel) ; — arrêter momentanément la perte de sang, dans le cas de vicieuse implantation du placenta, jusqu'à ce que la dilatation du col permît de faire la version ; — venir à bout d'un accouchement à terme, quelque difficulté qui se présente ; — raviver l'enfant s'il naît asphyxié ; — et combattre, chez la mère, l'hémorrhagie quelquefois si épouvantable qu'entraîne avec elle l'inertie utérine consécutive, si l'on n'a su la prévenir.

5 juin 1875.

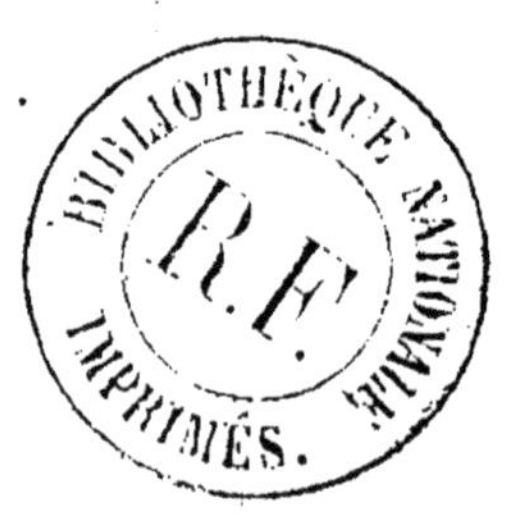

ANNALES

DE

GYNÉCOLOGIE

(MALADIES DES FEMMES. ACCOUCHEMENTS)

PUBLIÉES SOUS LA DIRECTION DE MM.

PAJOT, | COURTY, | T. GALLARD

Professeur d'accouchements | Pr de clinique chirurgicale | Médecin
à la Faculté de Paris. | à la Fac. de Montpellier. | de l'hôpital de la Pitié

Avec la collaboration et le concours de MM.

BARDY-DELISLE (de Périgueux), G. BERGERON, BLEYNIE (de Limoges),
BOISSARIE, Ch. BOUCHARD, BOUCHUT, BOURDON, BROUARDEL,
BURDEL (de Vierzon), CHARRIER, CHÉRON, CHURCHILL (de Dublin),
CLOSMADEUC (de Vannes), DELORE (de Lyon), DELPECH,
DESNOS, DESORMEAUX, DEVILLIERS, DUGUET,
DUMAS (de Montpellier), DUMONTPALLIER, DUMESNIL (de Rouen),
FAYE (de Christiania), FÉRÉOL, FERRAND, Alfred FOURNIER,
GAUTRELET (de Dijon), GILLETTE, GOMBAULT,
GRYNFELTT (de Montpellier), N. GUENEAU DE MUSSY,
Alph. GUÉRIN, GUERINEAU (de Poitiers), A. HARDY,
HERRGOTT (de Nancy), HEURTAUX (de Nantes), HUBERT (de Louvain).
HYERNAUX (de Bruxelles), JACQUET (de Lyon).
LABAT (de Bordeaux), Edouard LABBÉ, Léon LABBÉ, O. LARCHER,
Léon LE FORT, LIZÉ (du Mans), A. MARTIN,
NIVET (de Clermont-Ferrand), ONIMUS, PARISOT (de Nancy),
L. PÉNARD, M. PETER, PILAT (de Lille), POLAILLON, G. POUCHET,
POZZI, Albert PUECH (de Nîmes), Maurice RAYNAUD,
REY (de Grenoble), RICHET, DE SAINT-GERMAIN, SIREDEY,
SLAVJANSKY (de St-Pétersbourg), TILLAUX, U. TRÉLAT, WORMS.

Rédacteur en chef

A. LEBLOND,

Ancien interne des hôpitaux de Paris.

PRIX DE L'ABONNEMENT : **18** FRANCS POUR PARIS.
20 FRANCS POUR LES DÉPARTEMENTS.
POUR L'ÉTRANGER. suivant les conventions postales.

ON S'ABONNE A PARIS

Chez H. LAUWEREYNS, ÉDITEUR,

2, RUE CASIMIR-DELAVIGNE, 2

Dans les Départements et à l'Étranger chez tous les Libraires.

Paris.—A. PARENT, imp. de la Fac. de Médecine, r. M.-le-Prince, 31.

www.ingramcontent.com/pod-product-compliance
Ingram Content Group UK Ltd.
Pitfield, Milton Keynes, MK11 3LW, UK
UKHW021204140726
13695UKWH00005B/2333